ALIMENTI DI BASE ESSENZIALI PER UNA BUONA ALIMENTAZIONE

MIGLIORATE LA VOSTRA SALUTE CON LE SOSTANZE NUTRITIVE DI CUI IL VOSTRO CORPO HA REALMENTE BISOGNO, PROTEINE, CARBOIDRATI, GRASSI

Jessy M. Brown

Prima edizione

Indice dei contenuti

INTRODUZIONE 4

CAPITOLO I: CESARE CESARE CESARE.........................6

CAPITOLO II: COME MANTENERE L'EQUILIBRIO NELLA DIETA? 11

CAPITOLO III: LA CHIAVE È A COLAZIONE. 18

CAPITOLO IV: CARBOIDRATI E CEREALI INTEGRALI 27

CAPITOLO V: DIFFERENZA TRA GRASSI BUONI E GRASSI CATTIVI...32

CAPITOLO VI: LA QUALITÀ DELLE PROTEINE........45

CONCLUSIONE 51

INTRODUZIONE

Mangiare sano non significa seguire rigide dottrine nutrizionali, essere irrealisticamente magri o privarsi del cibo che si ama. Invece, si tratta di sentirsi bene, di essere più vigorosi e di rimanere il più sani possibile, il che può essere realizzato imparando alcuni concetti nutrizionali di base e utilizzandoli in un modo che funziona per voi.

Un'alimentazione sana inizia con l'apprendimento di come "mangiare intelligente", non solo quello che si mangia, ma anche come si mangia. Le vostre scelte alimentari possono ridurre il rischio di malattie come le malattie cardiache, il cancro e il diabete, oltre a combattere la depressione.

Inoltre, imparare abitudini alimentari

intelligenti può aumentare l'energia, aumentare la memoria e stabilizzare l'umore. Puoi ampliare la tua gamma di scelte alimentari sane e imparare a pianificare in anticipo per produrre e mantenere una dieta intelligente e gratificante.

CAPITOLO I:
CESARE CESARE CESARE

Invece di preoccuparsi troppo del conteggio delle calorie o della valutazione delle dimensioni delle porzioni, considerate la vostra dieta in termini di colore, varietà e freschezza; allora dovrebbe essere più facile fare scelte sane. Concentratevi sulla scoperta dei cibi che vi piacciono e ricette semplici che incorporano un paio di ingredienti freschi. A poco a poco, la vostra dieta diventerà più sana e più deliziosa.

Cucinare con ingredienti semplici ti riporta agli ingredienti alimentari di base, il modo in cui la nonna li cucinava. Utilizzando ingredienti semplici nelle ricette dei vostri pasti, potete limitare o eliminare l'effetto negativo degli alimenti trasformati e carichi di sostanze chimiche su di voi e sui vostri cari.

Una cucina sana con ingredienti semplici richiede un po' di pianificazione anticipata per organizzare la vostra cucina. Conduciamo una vita frenetica oggi, quindi l'ultima cosa che vogliamo fare è aggiungere più tempo ai nostri orari di lavoro, ecco perché è necessario pianificare per rendere la vostra cucina più efficiente e ridurre i tempi di acquisto.

Una delle prime cose che Lei vorrà compiere è di guardare attraverso la Sua cucina e studiare tutte le Sue etichette di cibo, una volta che Lei arriva a cibi che sono sani per Lei potrebbe volere fare una lista di quello che Lei avrà bisogno di completare il lavoro di rimodellamento della Sua cucina.

Con ingredienti di base facili da maneggiare, è possibile produrre rapidamente una varietà di alimenti diversi che sono veloci e sani.

Ci sono molti alimenti di base che potete conservare nella vostra dispensa

- ✓ Grani interi
- ✓ Fagioli secchi
- ✓ Edulcoranti naturali
- ✓ Oli benefici e grassi buoni
- ✓ Spezie secche

Ci sono molti alimenti di base che puoi conservare nel tuo freezer

- ✓ Verdure
- ✓ Frutta e bacche
- ✓ Carni e brodi
- ✓ Formaggio

Iniziare lentamente e modificare nel tempo le proprie abitudini alimentari.

Cercare di rendere la vostra dieta sana durante la notte non è né realistico né brillante. Alterare tutto in una volta porta comunemente ad imbrogliare o ad abbandonare il vostro piano di alimenti freschi.

Fate piccoli passi, come aggiungere una volta al giorno un'insalata (piena di verdure colorate) alla vostra dieta o passare dal burro all'olio d'oliva durante la cottura. Come i vostri piccoli cambiamenti diventano un'abitudine, è possibile continuare ad aggiungere scelte più sane alla vostra dieta.

Ogni modifica apportata per migliorare la vostra dieta è importante. Non devi essere perfetto e non devi eliminare completamente gli alimenti che ti piacciono per avere una dieta intelligente. L'obiettivo a lungo termine è quello di sentirsi bene, avere più energia e ridurre il rischio di cancro e malattie. Non lasciare che i tuoi inciampi ti turbino - ogni scelta di cibo sano che fai è importante.

Considerare l'acqua e l'esercizio fisico

- *Acqua*

L'acqua aiuta ad eliminare gli sprechi e le tossine dai nostri sistemi. Tuttavia, molte persone a causa della disidratazione sentono molta fatica, poca energia e mal di testa. E 'comune confondere la sete con la fame, così rimanere ben idratato vi aiuterà anche a fare scelte alimentari più intelligenti.

- ***Attività fisica***

Trova qualcosa di attivo che ti piace fare e aggiungerlo alla tua giornata, proprio come si aggiungono verdure sane, mirtilli rossi o salmone. I benefici dell'attività fisica per tutta la vita sono abbondanti, e l'esercizio fisico regolare può anche motivare a fare delle scelte alimentari sane un'abitudine.

CAPITOLO II:
COME MANTENERE L'EQUILIBRIO NELLA DIETA?

Per la maggior parte del tempo le persone pensano che un'alimentazione intelligente sia una proposta del tutto o niente, ma una delle basi principali di qualsiasi dieta sana è la moderazione. Nonostante ciò che le diete di moda ti fanno pensare, tutti abbiamo bisogno di un equilibrio di carboidrati, proteine, grassi, fibre, vitamine e minerali per mantenere un corpo sano.

Se si vietano certi alimenti o gruppi di alimenti, è naturale volere di più questi alimenti e poi sentirsi un perdente se si cede alla tentazione.

Se siete attratti da cibi dolci, salati o malsani, iniziate riducendo le dimensioni delle porzioni e non mangiandole con la stessa frequenza. In seguito potreste ritrovarvi a desiderare meno di loro o a pensare a loro come a delle indulgenze occasionali.

Gli alimenti sani sono fondamentali per mantenere una dieta e uno stile di vita sani. I tempi sono cambiati e ci sono molte scelte alimentari nutrienti disponibili.

- ***Ricordi la Piramide alimentare?***

La vecchia piramide alimentare dell'USDA è cambiata. Lo abbiamo sempre riconosciuto come i 6 gruppi alimentari di base. E 'stato adattato e ora ha 5 gruppi di base che includono cereali integrali, semi, noci e oli vegetali.

Grassi, Oli e Dolci

✓ Sane fonti di grasso sono la frutta secca, il pesce e gli oli vegetali.

✓ Ridurre la margarina, il burro, lo strutto e gli alimenti che li contengono. Questo riduce i grassi solidi.

✓ Utilizzare con parsimonia sodio, grassi trans e grassi saturi.

✓ Devono essere utilizzati oli insaturi come l'olio di oliva o di girasole.

✓ Carne, Pollame, Pesce, Uova, Fagioli secchi e noci

✓ Utilizzare tagli di carne magra.

✓ Scegliere più pesci, fagioli, piselli, noci e semi.

Sulla base di una dieta di 2000 calorie, mangereste 5 1/2 once al giorno.

Latte, yogurt, formaggi e prodotti lattiero-caseari

Scegliete assortimenti a basso contenuto di grassi come latte scremato, latticello magro, yogurt e formaggi magri. Tofu e soia sono opzioni di prima classe.

Sulla base di una dieta di 2000 calorie, si consumerebbero 3 tazze al giorno.

Frutta

✓ Siete in grado di utilizzare tutti i tipi di frutta. Possono essere congelati, secchi e freschi.

✓ I frutti sono poveri di grassi, contengono fibre, minerali e vitamine. Contribuiscono anche a frenare il gusto per i dolci!

Sulla base di una dieta di 2000 calorie, si mangiano 2 tazze di frutta al giorno.

Verdure

Scegliete più verdure a foglia verde scuro come broccoli e spinaci.

✓ Scegliere patate dolci, carote e altre verdure.

✓ Togliere i piselli e i fagioli secchi come le lenticchie e i fagioli renali o i fagioli pinto.

Sulla base di una dieta di 2000 calorie si consumerebbero 2 tazze e mezzo al giorno.

Cereali

✓ Scegliete cereali integrali, pane, cracker, riso o pasta. Mangiare un minimo di 3 once al giorno. Questi sono carichi di carboidrati complessi e fibre.

✓ Una fetta di pane è di circa un'oncia, 1 ciotola (circa una tazza) di cereali da colazione, 1/2 bagel o muffin inglese, 1/2 tazza di pasta, o riso.

Sulla base di una dieta di 2000 calorie, mangereste 6 once giornaliere.

È fondamentale che scegliete alimenti sani da ogni gruppo per ottenere le sostanze nutritive di cui il vostro corpo ha bisogno.

- **Pensa a porzioni più piccole.**

Le dimensioni delle porzioni sono recentemente aumentate, soprattutto nei ristoranti. Quando si mangia fuori casa, scegli un antipasto invece di un piatto principale, condividi un piatto con un amico e non ordinare niente di grosso. A casa, usate piatti più piccoli, considerate le dimensioni delle porzioni in termini realistici e iniziate con poco.

Le indicazioni visive possono essere d'aiuto con le dimensioni delle porzioni; la vostra porzione di carne, pesce o pollo dovrebbe avere le dimensioni di un mazzo di carte. Un cucchiaino di olio o condimento ha circa le dimensioni di una scatola di fiammiferi e la vostra fetta di pane dovrebbe avere le dimensioni di una scatola di CD.

CAPITOLO III: LA CHIAVE È A COLAZIONE.

Mangiare con gli altri quando possibile. Mangiare con gli altri ha innumerevoli vantaggi sociali ed emotivi, soprattutto per i bambini, e permette di modellare abitudini alimentari sane. Mangiare davanti alla TV o al computer porta spesso a un'alimentazione eccessiva e insensata.

Masticare il cibo lentamente, assaporando ogni boccone. Tendiamo a correre attraverso i nostri pasti, dimenticandoci davvero di assaggiare i sapori e sentire la consistenza di ciò che c'è in bocca. Ricollegarsi al piacere di mangiare.

Chiediti se hai davvero fame, o bevi un

bicchiere d'acqua per vedere se hai sete invece che fame. Durante il pasto, smettere di mangiare prima di sentirsi al completo. In realtà ci vogliono alcuni minuti perché il cervello dica al tuo corpo che hai avuto una dieta adeguata, quindi mangia lentamente.

- **Colazione e pasti più leggeri durante la giornata.**

Una colazione sana può stimolare il vostro metabolismo, e mangiare piccoli pasti sani durante la giornata (invece dei tre pasti grandi standard) mantiene l'energia e il metabolismo in carreggiata.

La prima colazione è davvero importante in qualsiasi programma di perdita di peso. Una colazione in forma è davvero il pasto più importante della giornata.

Un pasto mattutino equilibrato e nutriente mantiene i vostri livelli di energia al massimo.

- Aumenta i tuoi sforzi per perdere

peso. La ricerca mostra che le persone che fanno colazione hanno più successo nel perdere peso e mantenere quella perdita di peso.

- Affila il cervello. I mangiatori di prima colazione in forma saranno più attenti di quelli che iniziano la giornata con un pasto ad alto contenuto di grassi.

- Proteggere il sistema circolatorio. Uno studio ha trovato che le persone che hanno mangiato la colazione con proteine di alta qualità e carboidrati di buona qualità, piuttosto che cereali raffinati, avevano un minor rischio di malattie cardiache.

- Aumenta il tuo sistema immunitario, brucia grassi e aggiungi muscoli. Una colazione in forma vi aiuterà a iniziare la giornata con i nutrienti essenziali per aggiungere muscoli magri, bruciare i grassi e riprendersi da quegli esercizi intensi, così come rafforzare il sistema immunitario e mantenerlo libero

da malattie.

Mangiare tutto ciò che si desidera per la prima colazione non vi darà i benefici del benessere di cui sopra. Saltare la colazione o mangiare cibi malsani può farti invecchiare molto più velocemente. Mangiare una buona colazione sana migliorerà la vostra salute, migliorerà il vostro corpo, migliorerà la vostra qualità di vita e aggiungerà anni alla vostra vita.

- **_Alimenti sani per la prima colazione_**

Avena arrotolata, semi di lino, mirtilli e mandorle. Per me, questa è una colazione incredibile. L'avena in fiocchi è probabilmente la scelta più sana, ma se avete fretta, il tipo istantaneo di farina d'avena andrà bene (non ha così tanta fibra, ma gli ingredienti in più lo compensano).

Dopo aver bombardato l'avena, aggiungere i semi di lino macinati, i mirtilli congelati e le mandorle affettate. È possibile aggiungere un po 'di cannella e miele (non molto) se si utilizzano fiocchi d'avena. Sono 4 alimenti potenti, ricchi di fibre, nutrienti, proteine e grassi sani, con pochi minuti di preparazione. E molto gustoso!

Qualsiasi cereale integrale ad alta fibra è una buona scelta. Metteteci latte magro o latte di soia, magari con qualche bacca, se volete.

Tofu strapazzato. Più sano delle uova strapazzate. Mettere qualche cipolla, peperoni verdi o altre verdure, un po' di salsa di soia leggera o tamari, magari un po' di aglio in polvere, e pepe nero, soffriggere con un po' di olio d'oliva. Mangiare con pane tostato integrale. Veloce e delizioso.

Frutti di bosco, yogurt e grana. Prendi lo yogurt magro o lo yogurt di soia; raccogli qualche bacche o frutta in più e aggiungi un cereale sano.

Pompelmo con pane tostato

integrale e burro di mandorle.
Aggiungere un po' di zucchero sul
pompelmo. Il burro di mandorle è meglio
per voi che il burro di arachidi, perché
contiene molte proteine che vi
mantengono sazio.

Macedonia di frutta fresca. Tritate
mele, meloni, frutti di bosco, arance, pere,
banane, uva.... o qualsiasi cosa siano i
vostri frutti preferiti. Aggiungere un po' di
succo di limone o di limone.

Frullato di proteine. Utilizzare proteine
di soia in polvere, ma anche il latticello
funziona bene. Mescolare con latte magro
o latte di soia, qualche mirtilli congelati e
magari un po' di burro di mandorle o
farina d'avena. Puo' sembrare strano, ma
e' davvero fico e un bel ripieno. Anche un
piccolo seme di lino macinato funziona
bene.

Uova con peperoni. Gli albumi sono
più sani dei tuorli d'uovo. Mescolare con
un po' d'olio d'oliva, peperoni rossi e

verdi, magari broccoli, cipolle e pepe nero.
È possibile combinarlo con pane tostato
integrale.

Ricotta e frutta. Prendi una ricotta
magra. Aggiungere qualsiasi tipo di frutta.
Mele, agrumi, frutti di bosco, bacche, ecc.
Mescolare e godere!

- **Mangiare frutta e verdura
di tutti i colori**

Mangiare un arcobaleno di frutta e
verdura ogni giorno, più luminoso è
meglio è. Frutta e verdura sono alla base
di una dieta sana: sono poveri di calorie e
densi di sostanze nutritive, il che significa
che sono ricchi di vitamine, minerali,
antiossidanti e fibre.

Frutta e verdura dovrebbero far parte di
ogni pasto e la vostra prima scelta per
uno spuntino - mirare ad un limite
inferiore di 5 porzioni al giorno. Gli
antiossidanti e le sostanze nutrienti
supplementari in frutta e verdura aiutano
a proteggere contro particolari tipi di

cancro e altre malattie.

Frutta e verdura dai colori più brillanti e profondi hanno concentrazioni più elevate di vitamine, minerali e antiossidanti, e colori assortiti offrono una varietà di benefici. Alcune eccellenti opzioni sono:

- ***Verdure verdi:***

Le verdure sono piene di calcio, magnesio, ferro, ferro, potassio, zinco, vitamine A, C, E e K, e contribuiscono a rafforzare il sangue e le vie respiratorie. Siate avventurosi con le vostre verdure e diversificate oltre la lattuga verde scuro e lucida; cavolo, senape, broccoli, broccoli, cavolo cinese sono solo un paio di opzioni.

- ***Verdure dolci:***

Naturalmente, le verdure dolci portano una dolcezza salutare ai vostri pasti e riducono il vostro desiderio di dolciumi extra. Esempi di verdure dolci includono mais, carote, barbabietole, patate dolci, zucche invernali e cipolle.

- ***Frutta:***

Un ampio assortimento di frutta è altrettanto vitale per una dieta sana. Il frutto fornisce fibre, vitamine e antiossidanti. Le bacche combattono il cancro, le mele forniscono fibre, le arance e i manghi forniscono vitamina C, e così via.

Non dimenticate di acquistare prodotti freschi e locali, se possibile.

CAPITOLO IV:
CARBOIDRATI E
CEREALI INTEGRALI

Scegliere carboidrati sani e fonti di fibre, in particolare cereali integrali, per un'energia di lunga durata. Oltre ad essere delizioso e piacevole, i cereali integrali sono ricchi di sostanze fotochimiche e antiossidanti, che aiutano a proteggere contro le malattie coronariche, in particolare il cancro e il diabete. Gli studi hanno dimostrato che le persone che mangiano più cereali integrali tendono ad avere un cuore più sano.

I carboidrati sani (talvolta noti come buoni carboidrati) includono cereali integrali, fagioli, frutta e verdura. I carboidrati sani vengono digeriti lentamente, aiutandoti a sentirti più a lungo e mantenendo stabili i livelli di glucosio nel sangue e di insulina.

I carboidrati non sani (o cattivi) sono alimenti come la farina bianca, lo zucchero raffinato e il riso bianco che sono stati privati di tutte le crusca, fibre e sostanze nutritive. I carboidrati non sani vengono digeriti rapidamente e causano picchi nei livelli di glucosio nel sangue e di energia.

- ## Come consumare più carboidrati sani?

Includi un assortimento di cereali integrali nella tua dieta sana, tra cui frumento integrale, riso integrale, miglio, quinoa e orzo. Prova diversi grani per scoprire i tuoi preferiti.

Assicurati di avere davvero dei grani interi. Si noti che le parole macinato pietra, multigrano, 100% grano, o crusca possono essere ingannevoli. Cerca le parole "grano intero" o "100% grano intero" in cima alla lista degli ingredienti.

Negli Stati Uniti, controllare la presenza di guarnizioni per cereali integrali che distinguono tra cereali integrali parziali e cereali integrali al 100%.

Stai lontana: Alimenti raffinati come pane, pasta e cereali da colazione che non sono cereali integrali.

❖ *Ricetta di insalata di pane italiano intero di grano tenero*

Questo piatto contadino italiano non è altro che pane duro, pomodori e olio d'oliva, ma mi piace aggiungere qualcosa di croccante e verde. E' anche un buon veicolo per gli avanzi di verdure grigliate, come melanzane, funghi o zucchine, o per uova sode o acciughe. Se i pomodori non sono di stagione, provate la versione di frutta secca qui sotto.

- ✓ 8 once di pane integrale (4 fette spesse)
- ✓ 4 gambi di sedano o 1 piccolo bulbo di finocchio, a fette sottili
- ✓ 1/4 tazza di olio d'oliva

✓ 2 cucchiai di aceto balsamico

✓ 1,5 chili e mezzo di pomodori maturi, seminati e tritati

✓ 1/2 cipolla rossa a fette sottili

✓ Sale e pepe nero

✓ 1/2 tazza di basilico fresco tritato

Preparazione

Riscaldare il forno a 400 F. Mettere il pane su una teglia da forno e tostatura, girando una o due volte, fino a quando il pane diventa dorato e asciutto, circa 10-20 minuti, a seconda dello spessore delle fette. Togliere dal forno e raffreddare.

Mettere sedano, olio, aceto, pomodori e cipolla in una grande insalatiera. Cospargere di sale e molto pepe e mescolare.

Riempire una grande ciotola con l'acqua del rubinetto e immergere il pane per circa 3 minuti. Spremere delicatamente le fette fino a quando sono asciutte, poi sbriciolarle nella insalatiera. Mescolare bene e lasciare riposare per 15-20 minuti (o fino a un'ora). Poco prima di servire, assaggiare, aggiustare il condimento se necessario e mescolare con il basilico.

❖ Insalata di pane integrale con frutta secca

Togliere i pomodori e il basilico e sostituire la cipolla con 2 scalogni medi.

Nella fase 2, mescolare sedano o finocchio e condire con 1 tazza di frutta secca tritata (fichi, datteri, albicocche, ciliegie, mirtilli rossi o uva passa sono tutti buoni) e 1 cucchiaio di salvia fresca tritata.

Guarnire con nocciole tostate o mandorle.

CAPITOLO V: DIFFERENZA TRA GRASSI BUONI E GRASSI CATTIVI

Sono necessarie grandi fonti di grassi sani per nutrire il cervello, il cuore e le cellule, così come i capelli, la pelle e le unghie. Gli alimenti abbondanti, in particolare i grassi omega-3 chiamati EPA e DHA, sono particolarmente importanti e possono ridurre le malattie cardiovascolari, migliorare l'umore e aiutare a prevenire la demenza.

Per anni, dietisti e medici hanno predicato i vantaggi di una dieta povera di grassi. Ci è stato detto che ridurre la quantità di grassi che mangiamo è la chiave per perdere peso, controllare il colesterolo e prevenire problemi di salute. Ma quando si tratta di salute mentale e fisica, "tagliare il grasso" non è sufficiente.

La ricerca mostra che più della somma totale di grassi nella vostra dieta, sono i tipi di grasso che contano davvero. I grassi cattivi aggiungono il colesterolo e il rischio di particolari malattie, mentre i grassi benefici hanno l'effetto opposto, proteggendo il cuore e difendendo la salute generale. Infatti, i grandi grassi - come i grassi omega-3 - sono assolutamente essenziali non solo per la vostra salute fisica ma anche per il vostro benessere emotivo.

- **Aggiungere grassi sani alla vostra dieta**

- ***Grassi monoinsaturi: si*** tratta di oli vegetali come l'olio di canola, l'olio di arachidi e l'olio d'oliva, così come avocado, noci, mandorle, nocciole, ecc. e semi come semi di zucca, sesamo, chia, ecc.

- Grassi polinsaturi: Questi sono gli acidi grassi Omega-3 e Omega-6 presenti nel pesce grasso come salmone, aringa, sgombro, acciughe, sardine e alcuni integratori di olio di pesce d'acqua fredda. Ulteriori fonti di grassi polinsaturi sono il girasole non riscaldato, il mais, la soia, i semi di lino e gli oli di noci.

- *Ridurre o eliminare i grassi cattivi dalla vostra dieta*

- Grassi saturi: si trovano principalmente in fonti animali, tra cui la carne rossa e i prodotti lattiero-caseari integrali.

- Grassi trans: si trovano in accorciatori vegetali, alcune margarine, cracker e dolci, snack, cibi fritti, prodotti da forno e altri alimenti lavorati con oli vegetali parzialmente idrogenati.

Quando ci si concentra sui grassi sani, un buon punto di partenza è ridurre l'assunzione di grassi saturi. I grassi saturi si trovano principalmente in prodotti animali come la carne rossa e i prodotti lattiero-caseari integrali.

Anche il pollame e il pesce contengono grassi saturi, ma meno della carne rossa. Ulteriori fonti di grassi saturi sono gli oli vegetali tropicali come l'olio di cocco e l'olio di palma.

- **_Modi semplici per ridurre i grassi saturi_**

    ✓ Mangiare meno carne rossa (manzo, maiale o agnello) e più pesce e pollo.

    ✓ Prova a mangiare tagli magri di carne e attaccare alla carne bianca, che ha meno grassi saturi.

    ✓ Cuocere in forno o al brodo invece di friggere.

    ✓ Togliere la pelle del pollo e togliere il più grasso possibile dalla carne prima della cottura.

✓ Stai lontano da carni, verdure, empanadas e cibi fritti.

✓ Scegliete latte magro e formaggi magri come la mozzarella, se possibile. Godetevi con moderazione i prodotti lattiero-caseari ad alto contenuto di grassi.

✓ Utilizzare oli vegetali liquidi come l'olio d'oliva o l'olio di canola al posto dello strutto o del burro.

Un grasso trans è una normale molecola di grasso che è stata piegata e deformata durante una procedura chiamata idrogenazione. Durante questa procedura, l'olio vegetale liquido viene riscaldato e miscelato con gas idrogeno.

Gli oli vegetali parzialmente idrogenati li rendono più stabili e meno soggetti a deterioramento, il che è molto buono per i produttori di alimenti, ma molto negativo per voi.

Nessuna quantità di grasso trans ti fa bene. I grassi trans si aggiungono ai principali problemi di salute, dalle malattie cardiache al cancro.

- ***Fonti di grassi trans***

Molte persone pensano alla margarina quando immaginano i grassi trans, ed è vero che alcune margarine ne sono piene. Tuttavia, la principale fonte di grassi trans nella dieta occidentale proviene da prodotti da forno e snack preparati commercialmente:

*- **Prodotti da forno** -* biscotti, cracker, torte, muffin, gusci di torta, pasta per la pizza e alcuni tipi di pane come i panini per hamburger.

*- **Cibi fritti** -* ciambelle, patatine, pollo fritto, crocchette di pollo e gusci di tacos duri.

*- **Antipasti - patatine fritte**,* mais e tortillas; dolci; popcorn confezionati o nel microonde.

- Grassi solidi - bastone margarina e semi-solido vegetale accorciamento

- Prodotti premiscelati - mix per torte, mix per frittelle e mix per bevande al cioccolato

Durante gli acquisti, leggere le etichette e cercare "olio parzialmente idrogenato" sui componenti. Anche se l'alimento dichiara di essere privo di grassi trans, questo componente lo rende sospettoso.

Con la margarina, scegli la versione soft tub e assicurati che il prodotto abbia zero grammi di grasso trans e non contenga oli parzialmente idrogenati.

Quando si mangia fuori, mettete cibi fritti, biscotti e altri prodotti da forno nella vostra lista "skip". Stai lontano da questi prodotti a meno che tu non sappia che il ristorante ha rimosso i grassi trans dal tuo cibo.

Stai lontano dai fast food. La maggior parte degli stati non hanno ordinanze di etichettatura dei fast food, e possono anche pubblicizzarlo come privo di colesterolo quando viene cotto in olio vegetale.

Quando andate fuori a cena, chiedete al vostro servo o alla persona al bar in che tipo di olio sarà cucinato il vostro cibo. Se si tratta di olio parzialmente idrogenato, correre nella direzione opposta o chiedere se il cibo può essere preparato con olio d'oliva, che la maggior parte dei ristoranti hanno in magazzino.

Ok, allora ti rendi conto che devi evitare i grassi saturi e i grassi trans..... ma come ottieni il meglio per i tuoi grassi monoinsaturi e polinsaturi di cui tutti continuano a discutere?

Le fonti più benefiche di grassi sani monoinsaturi e polinsaturi sono gli oli vegetali, le noci, i semi e il pesce.

- Cuocere con olio d'oliva. Usa l'olio d'oliva per cucinare sul fuoco, al posto del burro, della margarina o dello strutto. Per

la cottura, provate la colza o l'olio vegetale.

- *Mangia più avocado.* Provali su panini o insalate o prepara il guacamole. Oltre ad essere caricati con grassi sani per il cuore e il cervello, sono un pasto che riempie ed è piacevole.

- *Afferra le noci.* È inoltre possibile aggiungere noci a piatti vegetariani o utilizzarle al posto del pane grattugiato nel pollo o nel pesce.

- *Aperitivo con le olive.* Le olive sono ricche di grassi monoinsaturi. Ma a differenza della maggior parte degli altri alimenti ad alto contenuto di grassi, sono uno spuntino ipocalorico se mangiati da soli. Provare semplicemente o fare una tapenade per bagnarsi.

- *Vestire la propria insalata.* I condimenti commerciali sono spesso ricchi di grassi saturi o prodotti con oli grassi trans. Producete i vostri condimenti sani con olio d'oliva spremuto a freddo, olio di semi di lino o olio di sesamo di alta qualità.

Il buon grasso può diventare cattivo se il calore, la luce o l'ossigeno lo danneggiano. I grassi polinsaturi sono i più delicati. Gli oli ricchi di grassi polinsaturi (come l'olio di lino) devono essere refrigerati e conservati in un contenitore opaco. La cottura con questi oli danneggia anche i grassi.

- ### *Acidi grassi Omega-3: super grassi per il cervello e il cuore*

Gli acidi grassi Omega-3 sono una specie di grassi polinsaturi. Mentre tutti i tipi di grassi monoinsaturi e polinsaturi sono eccellenti per voi, i grassi omega-3 si stanno dimostrando particolarmente benefici.

Stiamo ancora conoscendo i molti vantaggi degli acidi grassi omega-3, ma la ricerca ha dimostrato che è possibile:

✓ Prevenire e ridurre i sintomi della depressione

✓ Proteggere dalla perdita di memoria e dalla demenza

✓ Ridurre il rischio di malattie cardiache, ictus e cancro

✓ Alleviare l'artrite, dolori articolari e condizioni infiammatorie della pelle

✓ Mantenere una gravidanza sana

Gli acidi grassi Omega-3 sono molto concentrati nel cervello. Le ricerche dimostrano che svolgono un ruolo vitale nelle funzioni cognitive (memoria, capacità di problem solving, ecc.) e anche nella salute emotiva.

Ottenere più acidi grassi omega-3 nella vostra dieta può aiutarvi a combattere la stanchezza, affinare la memoria e bilanciare l'umore. Gli studi hanno dimostrato che gli omega-3 possono essere utili nel trattamento della depressione, del disturbo da deficit di attenzione e iperattività (ADHD) e della depressione maniacale.

Ci sono molti tipi diversi di acidi grassi omega-3 come il pesce: la fonte alimentare più benefica degli omega-3.

I grassi Omega-3 sono una sorta di acidi grassi essenziali, il che significa che sono essenziali per la salute, ma il vostro corpo non può produrli. Si possono ottenere solo acidi grassi omega-3 dal cibo.

Le fonti più benefiche sono i pesci grassi come il salmone, l'aringa, lo sgombro, le acciughe o le sardine, o gli integratori di olio di pesce d'acqua fredda di alta qualità. Anche il tonno bianco e la trota di lago in scatola possono essere ottime fonti di approvvigionamento, a seconda di come il pesce è stato allevato e lavorato.

Alcuni individui evitano i crostacei perché sono preoccupati per il mercurio o altre possibili tossine nei pesci. Tuttavia, la maggior parte degli esperti concordano sul fatto che i vantaggi di mangiare due porzioni alla settimana di questi pesci grassi di acqua fredda sono molto benefici.

Se sei vegetariano o non ti piace il pesce, puoi comunque assumere la tua dose di omega-3 mangiando alghe (ad alto contenuto di DHA) o un supplemento di capsule di olio di alghe e chia.

CAPITOLO VI:
LA QUALITÀ DELLE
PROTEINE

Le proteine ci danno l'energia per alzarci e andare avanti. Le proteine alimentari sono separate in venti aminoacidi che sono le unità di base dell'organismo per la crescita e l'energia e sono fondamentali per il mantenimento di cellule, tessuti e organi.

Una mancanza di proteine nella nostra dieta può rallentare la crescita, diminuire la massa muscolare, diminuire l'immunità e indebolire il cuore e il sistema respiratorio.

Le proteine sono particolarmente importanti per i giovani, i cui corpi crescono e si muovono quotidianamente.

Il calcio è una delle sostanze nutritive chiave di cui il vostro corpo ha bisogno per rimanere forte e sano. È una componente essenziale della salute ossea per tutta la vita sia negli uomini che nelle donne, tra molte altre importanti funzioni.

Ecco alcune linee guida per includere le proteine nella vostra dieta intelligente:

Provare una varietà di tipi di proteine. Che tu sia vegetariano o meno, provando diverse fonti di proteine, come fagioli, noci, semi, piselli, tofu e prodotti a base di soia, si apriranno nuove opzioni per gustare pasti sani.

- ✓ Prodotti a base di soia: provate il tofu, il latte di soia, il tempeh e gli hamburger vegetariani.
- ✓ Stai lontano dalle noci salate o zuccherate e dai fagioli fritti.

✓ Fagioli: fagioli neri, fagioli bianchi, ceci e lenticchie sono una buona scelta.

✓ Noci: mandorle, noci e pistacchi sono una buona scelta.

Riducete le dimensioni delle vostre porzioni di proteine. La maggior parte degli individui negli Stati Uniti mangia troppe proteine. Cerca di stare lontano dalle proteine che sono il centro del tuo cibo. Dovrebbe concentrarsi su porzioni uguali di proteine, cereali integrali e verdure.

Si dovrebbe anche mangiare fonti proteiche di qualità, come pesce fresco, pollo o tacchino, tofu, uova, fagioli o noci. Quando si mangia carne, pollo o tacchino, comprare carne che non contiene ormoni o antibiotici.

Il punto fondamentale è che è fondamentale prestare attenzione a ciò che viene fornito con le proteine nelle vostre scelte alimentari. Le fonti di proteine vegetali, come fagioli, noci e cereali integrali, sono scelte eccellenti perché forniscono fibre, vitamine e minerali sani. Le noci sono anche un'eccellente fonte di grassi sani.

Le migliori opzioni di proteine animali sono il pesce e il pollame. Se vi piacciono le carni rosse, come manzo, maiale o agnello, ottenete i tagli più magri, scegliete porzioni moderate e fatene solo una componente occasionale della vostra dieta, per diversi motivi.

Vi sono prove sostanziali che la sostituzione della carne rossa con pesce, pollame, fagioli o noci può aiutare a prevenire le malattie cardiache e che la riduzione della carne rossa può ridurre il rischio di diabete.

Le carni lavorate, in particolare, sono state più strettamente legate alle malattie cardiovascolari e al diabete, almeno in parte a causa del loro elevato contenuto di sodio.

Voi e le vostre ossa trarrete beneficio dal mangiare molti cibi ricchi di calcio. Si consiglia di assumere una dose giornaliera di magnesio e vitamine D e K (sostanze nutritive che aiutano il calcio a svolgere la sua funzione).

I livelli di calcio consigliati sono 1000 mg al giorno, 1200 mg se si ha più di cinquant'anni di età. Prendere un supplemento di vitamina D e calcio se non si ottengono i giusti nutrienti nella vostra dieta.

- ***Queste sono le grandi fonti di calcio:***
  -
  ✓ ***Latteria: I*** prodotti lattiero-caseari sono abbondanti in calcio in una forma facilmente digeribile e assorbita dall'organismo. Le fonti includono latte, yogurt e formaggi.
  ✓ ***Verdure:*** molte verdure, soprattutto quelle a foglia, sono ricche di calcio. Provate le cime di rapa, senape, senape, foglie di

cavolo, cavolo, cavolo, lattuga romana, sedano, broccoli, finocchio, zucca estiva, fagiolini, cavolini di Bruxelles, asparagi e funghi crimini.

✓ *Fagioli:* Per una diversa fonte di calcio, provare fagioli neri, fagioli pinto, fagioli rossi, fagioli bianchi, fagioli dagli occhi neri o fagioli cotti.

CONCLUSIONE

Un'alimentazione sana inizia con un'eccellente pianificazione. Avrete vinto la metà della battaglia di una dieta sana se avete una cucina ben attrezzata, un sacco di ricette semplici e veloci, e un sacco di snack sani.

- ***Prendi i tuoi pasti a settimana o anche al mese***

Uno dei modi migliori per avere una dieta sana è quello di preparare il proprio cibo e mangiare regolarmente. Scegliere alcune ricette sane che voi ei vostri cari come e stabilire un programma di pasto intorno a voi.

Se si mangia a basso costo, è comunque fondamentale considerare la qualità e la purezza del cibo che si acquista. Il modo in cui il cibo viene coltivato o allevato influenza la sua qualità e anche la sua salute. Gli alimenti biologici riducono i potenziali rischi per la salute e l'ambiente derivanti da pesticidi, irradiazione e additivi. Un investimento nel vostro cibo oggi potrebbe farvi risparmiare denaro sulle vostre bollette sanitarie in seguito.

Qui ci sono un paio di modi per risparmiare quando si acquistano alimenti biologici di alta qualità:

Acquista la migliore qualità possibile per gli alimenti che mangi di più. In questo modo si riduce l'esposizione a sostanze come pesticidi, erbicidi e antibiotici, aumentando al contempo il valore nutrizionale dei cibi. Gli alimenti biologici hanno livelli più elevati di antiossidanti e diverse vitamine e minerali come la vitamina C, calcio, magnesio e ferro.

Utilizzare i risparmi sul reddito alimentare per acquistare alimenti di qualità superiore. Se possibile, concentrarsi sull'acquisto di carni e latticini biologici, alimentati a base di erba o ad accesso libero, a causa della probabile maggiore concentrazione di antibiotici e ormoni che possono essere trasmessi.

Insegnati da solo. Quando si capisce quale prodotto ha il maggior numero di residui chimici (e quale ha il minimo) si può scegliere di acquistare alimenti biologici o alimenti da agricoltori locali che non usano sostanze chimiche, e altri coltivati in modo convenzionale.

Provate a cucinare nei fine settimana o un giorno alla settimana e preparatevi del cibo extra per congelare o prenotare per una notte speciale. Cucinare in anticipo fa risparmiare tempo e denaro, ed è gratificante sapere che si ha un pasto casalingo in attesa di essere consumato.

Sfida te stesso a preparare 2 o 3 cene che possono essere preparate senza dover andare al negozio, utilizzando le cose dalla vostra dispensa, congelatore e portaspezie. Una deliziosa cena a base di pasta integrale con una veloce salsa di pomodoro o una veloce e facile quesadilla di fagioli neri su una tortilla integrale (tra le innumerevoli altre ricette) può essere il vostro pasto preferito quando siete semplicemente troppo occupati per fare la spesa o cucinare.

Mangiare cibi sani non deve essere costoso. Infatti, preparare i propri pasti può essere un buon modo per aiutare la famiglia a risparmiare denaro. Sii originale e divertiti a farlo!

- ***Alcuni suggerimenti per risparmiare denaro preparando cibi sani:***

Sostituire le proteine vegetali con proteine della carne in alcuni dei vostri pasti, in particolare se si tende a mangiare carne nella maggior parte dei pasti. I legumi, soprattutto se acquistati in forma secca, costano molto meno della carne.

Scoprite un grande mercato agricolo

dove si vendono verdure locali. Spesso si possono trovare offerte incredibili su prodotti veramente freschi. Inoltre, se si va verso la fine del mercato, i venditori spesso vendono ciò che resta a prezzi ancora più bassi.

Comprare all'ingrosso. Trova un negozio di alimentari che vende cereali, legumi, noci, semi e altri articoli sfusi. Conservare gli alimenti in vasetti di vetro per mantenerli freschi.

Crea la tua versione personale di articoli come il condimento per insalata o frullati. Saranno molto più sani se tu li rendi tuoi e sono molto semplici.

- Condimento semplice per insalata: olio d'oliva, aceto, senape, erbe aromatiche e un po' di sale e pepe.

- Sbattere: ½ banana, 6 fragole, una manciata di mirtilli, liquido a scelta (succo naturale o latte magro) e frullare fino ad ottenere un composto omogeneo.

- Preparare un pranzo: Portate gli avanzi o comprate gli ingredienti per preparare il vostro pranzo. Risparmierai tonnellate di denaro e sarai più sano per te stesso.

- Una dieta intelligente può includere gli spuntini: Spuntini possono aiutare a mantenere il nostro livello di glucosio nel sangue più anche dandoci energia costante invece dei più comuni alti e bassi nel livello di energia.

- **Idee di snack intelligenti**

Frutta e noci - Questa fantastica combinazione ci dà fibra e proteine per uno spuntino nutriente. Mangiare un pezzo di frutta fresca e una manciata di noci. Un'ottima combinazione è la frutta con burro di noci spalmato sopra.

Yogurt parfait - Yogurt naturale a basso contenuto di grassi con frutta fresca mista. Usando lo yogurt naturale si decide quanto dolcificante aggiungere. Allo stesso modo, prova ad aggiungere un tocco di vaniglia o cannella per diversi gusti. Per uno spuntino più soddisfacente, aggiungere un pizzico di cereali o granola.

Popcorn - Fai il tuo popcorn leggero per uno spuntino eccellente e gustoso. Si può anche essere avventurosi con le spezie. Prova ad aggiungere curry, cipolla in polvere o qualsiasi altra cosa che ti piace.

Hummus e verdure - I ceci nell'hummus forniscono molta fibra e proteine; non ha colesterolo ed è uno spuntino molto soddisfacente e gustoso.

Che cosa succede se non ho tempo per cucinare? Questo è un detto standard di persone che non riconoscono quanto semplice e veloce possa essere preparare i propri pasti e iniziare a mangiare in modo più sano.

Inizia aggiungendo un altro pasto a casa ogni settimana. Cucinare e mangiare sano è come qualsiasi altra abilità. Ci vuole un po' di pratica per perfezionarsi. Quindi non preoccupatevi se all'inizio vi sentite frustrati. Va bene bruciare il riso o cuocere troppo le verdure.

Dopo un paio di tentativi, diventerà più semplice e veloce. Iniziare con piatti facili. Cucinare e mangiare sano non deve essere sconcertante.

Ora sì, vi auguro il meglio dei vostri risultati, e ricordate, tutto è pratico; la teoria senza azione non vi serve a nulla.

Un grande abbraccio, il tuo amico, Jessy!

A proposito, quando si raggiungono i risultati a poco a poco, vi consiglio vivamente, se si desidera conoscere i metodi di perdere peso, il mio libro, "Imparare a massimizzare il metabolismo", è un libro che sono sicuro vi aiuterà molto sul vostro cammino verso la "buona salute".

Senza ulteriori indugi, potete trovarlo nel motore di ricerca di Amazon per titolo o cercando il mio nome come: "Jessy M.

Brown"..... Ancora una volta vi auguro di avere successo nei vostri risultati!